U0343149

编委会

科学补碘

——持续消除碘缺乏病

主编 戴 馨 张碧云 石 青 周素华

◆ 湖北省疾病预防控制中心
◆ 湖北省慢性病防治研究所
◆ 湖北省预防医学会地方病防治专业委员会

华中科技大学出版社
http://press.hust.edu.cn
中国·武汉

图书在版编目（CIP）数据

科学补碘：持续消除碘缺乏病/戴馨等主编. —武汉：华中科技大学出版社，
2023.8（2024.4重印）
　　ISBN 978-7-5680-9099-5

Ⅰ.①科…　Ⅱ.①戴…　Ⅲ.①碘-营养缺乏病-防治-中国　Ⅳ.①R591.1

中国国家版本馆CIP数据核字(2023)第149370号

科学补碘——持续消除碘缺乏病　　　　　主编　戴　馨　　张碧云
Kexue Budian—Chixu Xiaochu Dianquefabing　　　　石　青　　周素华

策划编辑：汪　粲
责任编辑：陈元玉
封面设计：原色设计
责任监印：周治超
出版发行：华中科技大学出版社（中国·武汉）　　电话：（027）81321913
　　　　　武汉市东湖新技术开发区华工科技园　　邮编：430223
录　　排：华中科技大学惠友文印中心
印　　刷：武汉鑫佳捷印务有限公司
开　　本：880mm×1230mm　1/32
印　　张：3.375
字　　数：66千字
版　　次：2024年4月第1版第2次印刷
定　　价：20.00元

前言
Preface

　　碘是人体不可缺少的一种营养素，它是人体甲状腺合成甲状腺激素的主要原料，甲状腺激素具有维持机体能量代谢、促进生长发育和脑发育的功能。当人体摄入的碘不足时，就会造成机体碘营养不良而导致碘缺乏病的发生，包括地方性甲状腺肿、地方性克汀病、地方性亚临床克汀病，以及由于碘缺乏引起的胎儿流产、早产、死产和先天畸形等。地方性甲状腺肿（简称地甲肿）是碘缺乏病最明显的表现形式，地方性克汀病（简称地克病）则是碘缺乏病最严重的表现形式。

　　碘缺乏病是世界分布最广、受威胁人口最多的一种疾病，全球共有22亿人生活在缺碘地区。我国是世界上碘缺乏病分布广泛、病情严重的国家之一，除上海市外，30个省、自治区、直辖市和新疆生产建设兵团都有不同程度的流行，碘缺乏病被列为我国重点防治的地方病。湖北省曾是我国碘缺乏病流行严重的省份之一，全省103个县（市、区）均为缺碘地区。1980—1983年，湖北省开展了地甲肿和地克病普查，查出地甲肿患者189万人、地克病患者4万余人。

1991 年，我国政府在联合国《儿童生存、保护和发展世界宣言》上签字，作出了中国到 2000 年消除碘缺乏病的承诺。1993 年国务院召开了"中国 2000 年实现消除碘缺乏病目标动员会"，通过了《中国 2000 年消除碘缺乏病规划纲要》，随后又颁布了《食盐加碘消除碘缺乏危害管理条例》和《食盐专营办法》等法规，使碘缺乏病的防治得到了高度重视并有了可靠的法律保障。从 1995 年开始，我国实施以普遍食盐加碘（USI）为主的碘缺乏病防控策略，碘盐覆盖率和合格碘盐食用率逐年提高，极大改善了人群碘营养不良的状况，到 2000 年，湖北省实现了消除碘缺乏病阶段目标，2010 年全省 103 个县（市、区）如期实现了消除碘缺乏病目标，"十二五"期间，全省 103 个县（市、区）中有 2 个县未达到持续消除碘缺乏病目标，全省达标率为 98%。

2017 年 1 月 1 日实施盐业体制改革后，盐务市场彻底放开，大量无碘盐冲销市场，由于宣传工作和健康教育工作没有及时跟进，部分居民购买并食用无碘食盐，导致全民食用合格碘盐的碘缺乏病防控措施没有得到较好落实。"十三五"期间，地方病防治规划中期（2018 年）考评结果显示，湖北省 103 个县（市、区）中有 15 个县（市、区）碘缺乏病防治工作出现了严重滑坡、病情反弹的情况，由已实现消除碘缺乏病目标县变为未达标县。通过开展地方病防治专项三年攻坚行动（2018—2020 年），湖北省碘缺乏病防治工作取得了长足进展。当前湖北省居民中一般人群整体处于碘营养适宜状态，然而，部分县的孕妇（特需人群）存在碘营养不良的风险，2021年全省碘缺乏病监测结果显示，湖北省有29个县（市、区）的孕妇尿碘中位数低于150 μg/L，未达到国际组织推荐的孕妇尿碘中位数150 μg/L的适宜下限标准。

2017年，国家卫生计生委组织开展了全国生活饮用水水碘含量调查工作，按照国家调查方案的要求，湖北省在103个县（市、区）的1288个乡（镇）开展了居民饮用水水碘含量调查，结果显示水碘含量低于40 μg/L的有1276个乡（镇），占调查乡（镇）总数的99.07%，表明湖北省绝大部分外环境处于缺碘状态，湖北省全人口长期受环境碘缺乏的威胁，必须长期坚持补碘才能持续消除碘缺乏的危害。

本书的出版，为公共卫生工作人员、临床医务工作者、中小学教师及乡村干部提供了一本实用的防治碘缺乏病健康教育参考书，以使大众对碘缺乏危害和补碘工作有正确的认识，并对不同人群碘的摄入进行科学指导，做到既要消除碘缺乏病，又要防止碘过量的危害。

在本书编写过程中，得到了湖北省卫生健康委疾控处、湖北省预防医学会和华中师范大学城市与环境学院的大力支持，在此表示衷心的感谢。

编者
2023 年 7 月

目录
Contents

一、党和国家领导人高度重视及关心地方病防治工作 001

二、碘是人体必需的微量元素 003

三、甲状腺功能 004

四、甲状腺激素功能 005

  1. 促进生长发育 005

  2. 参与脑发育 006

  3. 调节新陈代谢 007

  4. 对其他器官、系统功能的影响 007

五、碘在人体中的代谢 008

六、碘缺乏的原因 010

七、碘缺乏的危害 012

八、碘过量的原因 016

九、碘过量的危害 017

十、碘的参考摄入量与评价标准 019

  1. 碘的参考摄入量 019

  2. 膳食碘摄入量的评价标准 022

十一、碘营养状况评价指标……………………………024
    1. 尿碘中位数……………………………………024
    2. 甲状腺肿大率…………………………………026
    3. 新生儿 TSH 筛查异常率………………………027
    4. 甲状腺容积……………………………………027
    5. 血清碘…………………………………………029

十二、碘缺乏和适碘地区的划定……………………030
    1. 碘缺乏地区的划定……………………………030
    2. 适碘地区的划定………………………………031

十三、湖北省及各市州水碘分布地图………………033

十四、碘缺乏病消除标准……………………………043

十五、碘的补充方法…………………………………047
    1. 加碘食盐………………………………………047
    2. 碘的食物来源…………………………………048
    3. 其他补碘制剂…………………………………049

十六、一般人群补碘…………………………………050

十七、特需人群补碘…………………………………051
    1. 妊娠期妇女……………………………………051
    2. 哺乳期妇女……………………………………052
    3. 婴幼儿（出生后至 36 月龄内）………………053
    4. 儿童和青少年…………………………………053

十八、甲状腺疾病患者补碘…………………………054
    1. 甲状腺功能亢进症……………………………054
    2. 甲状腺功能减退症……………………………054

    3. 自身免疫甲状腺炎................................055

    4. 甲状腺结节....................................056

    5. 妊娠期甲状腺疾病..............................056

十九、补碘的最佳方法是什么..........................058

二十、购买、食用碘盐应注意哪些问题..................059

二十一、碘酸钾作为食盐碘强化剂安全吗...............060

二十二、长期食用碘盐会发生甲状腺结节吗.............062

二十三、食盐加碘与甲状腺癌高发是否有关联...........064

二十四、"防治碘缺乏病日"历年宣传主题海报...........065

二十五、食盐加碘消除碘缺乏危害管理条例.............071

二十六、《健康中国行动》中与地方病相关的重大行动........079

    1. 地方病防控行动..............................080

    2. 健康知识普及行动............................081

二十七、《国民营养计划（2017—2030 年）》对碘营养的
        要求..................................082

附录 各类食物的碘含量..........................085

英文缩略词表..095

一、党和国家领导人高度重视及关心地方病防治工作

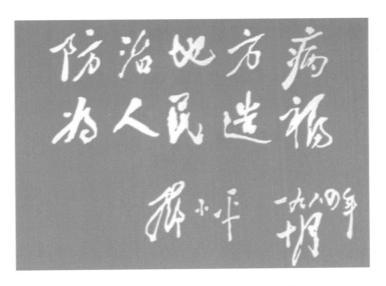

1984 年 10 月，邓小平为地方病防控工作题词

（图片来源《三十年的印迹》）

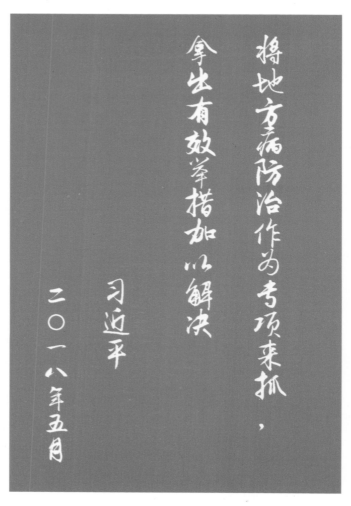

将地方病防治作为专项来抓，拿出有效举措加以解决

习近平

二〇一八年五月

2018 年 5 月，习近平总书记对地方病防治工作的重要批示

二、碘是人体必需的微量元素

　　碘是合成甲状腺激素（thyroid hormone）的重要原料，也是人体必不可少的物质，在维持机体健康的过程中发挥着重要作用。

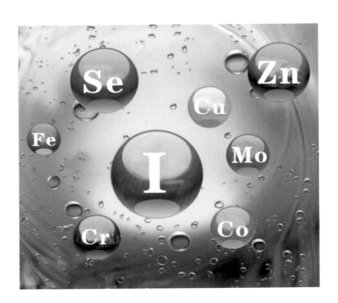

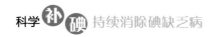

三、甲状腺功能

　　甲状腺是人体最大的内分泌腺，由左右两个侧叶和两叶间的峡部组成，右叶略大于左叶，恰似一只展翅的"蝴蝶"骑跨在气管前面，"蝴蝶"的双翼紧抱于气管的两侧。甲状腺位于喉结以下，随吞咽动作而上下移动，它的主要功能是利用碘和酪氨酸合成与分泌甲状腺激素，包括三碘甲腺原氨酸（triiodothyronine, T3）、四碘甲腺原氨酸即甲状腺素（tetraiodothyronine, thyroxine, T4），其中T3为主要活性形式。

四、甲状腺激素功能

碘的生理功能是通过甲状腺激素完成的。甲状腺激素是人体重要的激素，它以甲状腺球蛋白（thyroglobulin, Tg）的形式储存在甲状腺滤泡腔中，其生理功能如下。

1.促进生长发育

甲状腺激素与生长激素具有协同作用，用于调控生长发育、促进骨骼和肌肉的生长。甲状腺激素不但可以刺激骨化中心的发育成熟，使软骨骨化，促进长骨和牙齿的生长；还能促进蛋白质的合成和维生素的吸收、活化100多种重要的酶、促进生物氧化和代谢，使发育期儿童的身高、体重增加并促进性发育。

2. 参与脑发育

在脑发育的关键时期（从妊娠开始至出生后2周岁）神经系统的发育依赖甲状腺激素，见图1。神经元的增殖、迁移、分化，神经突起的分化和发育，特别是树突、树突棘、突触与神经联系的建立，以及神经纤维的髓鞘形成等，都需要甲状腺激素的参与。碘缺乏会导致甲状腺激素合成不足，影响神经元分化与发育，使脑细胞数量减少、体积减小。在脑发育关键时期摄入碘不足或碘缺乏会导致不同程度的脑发育迟滞（如地方性克汀病等），以后即使再补充碘或甲状腺激素也不可逆转。

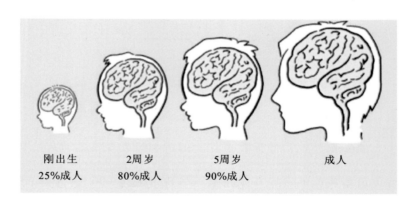

| 刚出生 | 2周岁 | 5周岁 | 成人 |
| 25%成人 | 80%成人 | 90%成人 | |

人体不同年龄大脑对比图

3. 调节新陈代谢

甲状腺激素对蛋白质、脂肪、糖的合成和分解代谢均有促进作用。通过增加耗氧量、产生能量、影响基础代谢率来加强物质代谢和能量代谢，维持新陈代谢和保持体温。

4. 对其他器官、系统功能的影响

甲状腺激素是维持机体基础活动的激素，因此对机体所有系统都有不同程度的影响，如心血管系统和消化系统。

五、碘在人体中的代谢

健康成人体内的碘总量为 20~50 mg，平均为 30 mg。人体内的碘每天都在代谢，在碘摄入停止的情况下，体内储备的碘仅够维持 2~3 个月。人体中的碘 80% 以上来自食物，10%~20% 来自饮水，0~5% 来自空气。膳食和水中的碘主要为无机碘化物，经口进入人体后，在胃及小肠上段被迅速完全吸收（一般在进入胃肠道后 1 小时内大部分被吸收，3 小时内几乎完全被吸收）。食物中的有机碘一部分可直接吸收，另一部分则需在消化道转化为无机碘后才可被吸收。与氨基酸结合的碘可直接被吸收，而同脂肪酸结合的有机碘可不经肝脏，由乳糜管进入血液循环再利用。肺、皮肤及黏膜也可吸收极微量的碘。膳食钙、镁以及一些药物如磺胺等，对碘的吸收有一定阻碍作用。蛋白质、能量不足时也会妨碍胃肠道内碘的吸收。被吸收的碘很快转运至血液，遍布于全身各组织中。甲状腺是富集碘能力最强的器官，24 小时内可富集摄入碘的 15% ～ 45%。在碘缺乏地区，其富集能力更强，可达到 80%。血碘被甲状腺摄取后，在甲状腺滤泡上皮细胞内生成甲状腺激素。甲状腺激素中的碘在脱碘酶的作用下脱落成为碘离子，还可重新被甲状腺摄取作为合成甲状腺激素的原料。正常情况下，人体内约 90% 的碘通过肾脏从尿中排出；约 10% 的碘通过唾液腺、胃腺及胆汁等分泌，最后从粪便排出；剩余的少量碘通过皮肤汗液、毛发及肺呼吸排出。通过乳汁排出的碘，对母体向婴儿供碘有重要的作用，使母乳喂养的婴儿能得到所需碘。乳汁中含碘量为血浆的 2 ～ 3 倍，母体哺乳会消耗体内较多的碘。

六、碘缺乏的原因

碘是一种活泼的具有氧化作用的非金属元素，在自然界中以溶于水的碘化物形式存在。碘在自然界中含量稀少，除在海水中含量（50 ~ 60 μg/L）较高以外，在绝大部分土壤、岩石和水中的含量都很低。世界上 118 个国家都有不同程度的碘缺乏病，其原因是，在人类出现以前，地球上的熟土层中含有足够的碘元素，地球进入 1.8 万年前的第四纪冰河期，大部分陆地布满了冰层，之后，冰层融化，地球表层的成熟土壤被冲刷带入海洋，后来重新形成的土壤含碘极少，只相当于原来的十分之一，造成了全球外环境广泛性缺碘。在一些山区、半山区、丘陵、河谷地带以及河流冲刷地区缺碘更为严重。在大多数碘被土壤吸附的情况下，碘不易被生物所利用。因此，土壤含碘量高并不意味着在其上生长的植物就会含碘量高。人体中的碘主要来自各种食物和饮用水。如果食物和饮用水缺碘，就会造成人体缺碘。

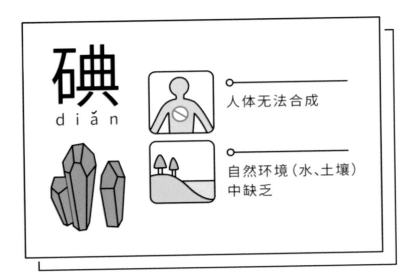

七、碘缺乏的危害

　　碘摄入不足可引起碘缺乏病，碘缺乏病是由于自然环境碘缺乏造成机体碘营养不良所表现的一组疾病和危害的总称。它包括地方性甲状腺肿、地方性克汀病、地方性亚临床克汀病，以及碘缺乏导致的胎儿流产、胎儿早产、胎儿死产、胎儿先天畸形等。缺碘对人体的损害程度与缺碘的程度、缺碘发生的时期、个体对缺碘的反应性三方面因素有关。缺碘的程度不同，对人体的危害不同。即使轻度缺碘也会引起地方性甲状腺肿。地方性甲状腺肿俗称"粗脖子"、"大脖子"，中医称为"瘿"，是以缺碘为主的代偿性甲状腺肿。大部分地方性甲状腺肿患者起病缓慢，除了颈部逐渐变粗外，一般无明显症状。但是，当甲状腺肿发展到一定程度时，可压迫咽喉、气管、食管、喉返神经等，导致呼吸困难、吞咽困难和声音嘶哑等。缺碘越严重，地方性甲状腺肿发病率就越高。当缺碘至一定程度时，就会导

致地方性亚临床克汀病、地方性克汀病的发生，严重影响儿童
的智力发育和体格发育。

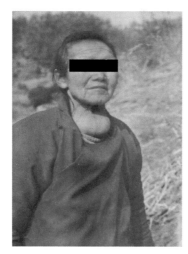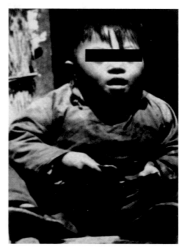

地方性甲状腺肿患者　　　　　　**地方性克汀病患者**

　　碘缺乏会严重损害胎儿脑和神经系统的发育。孕妇缺碘可
以导致其胎儿大脑发育落后、智力低下、反应迟钝；严重者可
导致克汀病，表现为呆、小、聋、哑、瘫等症状。此外，妊娠
期缺碘导致的甲状腺激素合成不足还可增加胎儿早产、胎儿流
产及死胎的发生率，也可相应增加孕妇高血压、胎盘早剥等并
发症的发生率。缺碘对各年龄段的人群都有影响。缺碘发生的
时期不同，对人体的危害不同。不同生命时期碘缺乏的危害见
表1。

表1 不同生命时期碘缺乏的危害

分组	碘缺乏的危害
所有年龄组	甲状腺肿 甲状腺功能减退症 对核辐射的敏感性增加
胎儿期	流产、死产、先天畸形、围产期死亡率增加
新生儿期	地方性克汀病，包括智力低下、聋哑、痉挛性瘫痪、斜视、甲状腺功能减退、身材矮小、死亡率增加
儿童和青少年	精神功能受损 体格发育迟缓
成人	精神功能受损 碘性甲状腺功能亢进

　　个体对缺碘的反应性，主要表现为性别及年龄差异。一般而言，女性比男性更容易受缺碘的影响。一方面女性的生理特点不同于男性，另一方面女性对碘的需求量大于男性。因此，处于同样的缺碘环境，女性的甲状腺肿大率要高于男性的。儿童和青少年因生长发育较快，对碘的生理需要量大，特别是青春期的女孩表现得更突出，一旦缺碘，她们是最容易出现甲状

腺肿的人群。妊娠期碘的需求量增加，如果碘摄入不足，不仅孕妇本身可能出现甲状腺肿和甲状腺功能减退等病症，而且其胎儿受碘缺乏影响的可能性也显著增加。

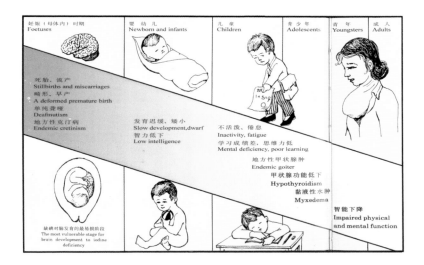

八、碘过量的原因

碘过量的原因很多，常见的有：①水源性碘过量：由于外环境饮用水碘含量超标（大于 100 μg/L）而造成人体碘摄入过量。我国是首先发现水源性高碘甲状腺肿的国家，20 世纪 70 年代末，我国首次报道河北省黄骅县沿海居民的甲状腺肿是饮用的深井水中含碘量过高所致。我国的水源性高碘地区主要分布在黄河泛滥区域、渤海湾沿海地区、山西省晋中盆地和大同盆地的低洼地带。②食源性碘过量：由于食用高碘食物所致。20 世纪 80 年代发现山东省日照市部分沿海地区居民高碘性甲性腺肿的流行是食用腌制海带的盐及食用这种盐腌制的咸菜所致。同期，广西北部湾沿海居民食用含碘很高的海橄榄嫩叶与果实以及大量的海带等引起高碘性甲状腺肿。③药物性碘过量：由于服用或注射高碘药物或制剂所致，如卢戈氏液、碘化钾、胺碘酮、碘油造影剂等均有可能引起碘过量。

九、碘过量的危害

碘过量的危害包括急性碘过量和慢性碘过量引起的危害。碘是甲状腺激素合成的原料，同时也用于调节甲状腺激素的合成和释放。正常机体在短期急性碘过量摄入的情况下，会抑制甲状腺激素的合成和释放，产生碘阻滞效应（Wolff-Chaikoff效应）。但是，碘阻滞效应是暂时的，正常机体会产生碘脱逸反应，当发生碘脱逸反应时，甲状腺激素的合成和释放将恢复。

由于甲状腺自身具有调节功能，一定时间内的碘摄入过量，一般不会引起明显的甲状腺功能紊乱。但长期碘摄入过量可导致甲状腺自身调节失衡和功能紊乱，进而导致甲状腺疾病的发生。摄入过量碘会扰乱人体甲状腺的正常功能，导致甲状腺肿、甲状腺功能减退，还可诱发或促进自身免疫性甲状腺炎的发生或发展。然而迄今为止，没有确切的证据表明碘摄入过量与甲状腺癌发病风险的增加有关。

碘摄入过量也会对孕妇的健康和妊娠结局产生不良影响。研究显示，碘摄入过量地区的孕妇促甲状腺激素（thyroid stimulating hormone,TSH)水平高于碘适宜地区的孕妇，碘摄入过量会增加妊娠晚期亚临床甲减的风险。妊娠早期尿碘浓度大于 250 μg/L 时，亚临床甲减的患病率显著升高；妊娠早期尿碘浓度大于 500 μg/L 时，甲减的患病率显著升高。甲减、亚临床甲减对孕妇有一系列危害，包括胎儿流产、胎儿死产、胎儿发育迟缓等。妊娠期碘摄入过量还会损伤胎儿的甲状腺功能，造成新生儿甲减。

需要注意的是，婴幼儿补碘同样需要避免碘过量。婴幼儿的甲状腺功能发育不成熟,对碘过量耐受能力低,容易引发甲减。研究发现，碘摄入过多的情况下，6～24 个月的婴幼儿亚临床甲减的发病率约为 7%。

十、碘的参考摄入量与评价标准

1. 碘的参考摄入量

膳食营养素参考摄入量（dietary reference intakes，DRIs）是为了保证人体合理摄入营养素，避免缺乏和过量，是在推荐膳食营养素供给量（recommended dietary allowance，RDA）的基础上发展起来的每日平均膳食营养素摄入量的一组参考值。主要包括四个指标：平均需要量（estimated average requirement，EAR）、推荐摄入量（recommended nutrient intake，RNI）、适宜摄入量（adequate intake，AI）、可耐受最高摄入量（tolerable upper intake level，UL）。EAR 是指某一特定性别、年龄及生理状况群体中个体对某营养素需要量的平均值，其能达到某一特定性别、年龄及生理状况群体中 50% 个体需要量的摄入水平。RNI 是指可以达到某一特定性别、年龄及生理状况群体中绝大部分个体（97% ~ 98%）需要量的某种营养素摄入水平。RNI 的主要用途是作为个体每日摄入该营养素的目标值。 AI 是通过观察或实验获得的健康群体的某种营养素的摄入量。当某种营养素的个体需要量研究资料不足而不能计算出 EAR，从而无法推算 RNI 时，可通过设定 AI 来代替 RNI。因此，AI 的主要用途也是作为个体营养素摄入量的目标值。UL 是指平均每日摄入营养素的最高限量。我国营养学会推荐碘的参考摄入量参见表 2。

表 2　中国居民膳食碘的参考摄入量(μg/d)

人群	EAR	RNI	UL
0 岁~	—	85（AI）	—
0.5 岁~	—	115（AI）	—
1 岁~	65	90	—
4 岁~	65	90	200
7 岁~	65	90	300
11 岁~	75	110	400
14 岁~	85	120	500

续表

人群	EAR	RNI	UL
18 岁~	85	120	600
妊娠期妇女	160	230	600
哺乳期妇女	170	240	600

个体对某种营养素的需要量随年龄、性别、生理特点、劳动状况等多种情况的变化而不同，即使在个体特征一致的群体中，由于个体生理机能的差异，需要量也各不相同。碘摄入量超过 UL 和碘摄入量低于 EAR 时都可能造成身体危害。尤其对于妊娠期妇女、哺乳期妇女、婴幼儿等特殊人群，合理的碘营养状况十分关键。妊娠期妇女、哺乳期妇女处于特殊生理阶段，RNI 高于普通人群的 RNI，见表 2。目前，由于缺乏妊娠期妇女和哺乳期妇女对碘敏感性数据的支持，妊娠期妇女和哺乳期妇女设定的碘的 UL 与成人的相同。4 岁以上儿童碘的 UL 则根据体重比值，再依据成人碘的 UL 数据计算得来。3 岁以下儿童碘的 UL 缺乏充分资料，现暂无标准。

2. 膳食碘摄入量的评价标准

膳食碘的摄入量主要来自食物、饮用水及加碘食盐，按照下述公式计算：

膳食碘摄入量 = ∑（各类食物摄入量 × 各类食物碘含量）+（饮用水量 + 烹调食物用水量）× 水碘含量 + 食盐摄入量 × 盐碘含量 ×（1 − 烹调损失率）

世界卫生组织定义的加碘食盐烹调损失率为 20%，常见食物碘含量详见附录。

膳食碘摄入量按照个体或群体平均每人每日的碘摄入量进行评价。评价标准包括碘的 EAR、RNI 和 UL（见表 2）。EAR 可用于评价群体和个体的碘摄入状况，当群体的碘摄入量低于 EAR 时，说明人群中存在碘缺乏风险的比例达 50%，需要进行改善。当个体的碘摄入量低于 EAR 时，说明发生碘缺乏的风险可达 50%，也需要进行改善。摄入量增加，达到 RNI 水平时，随机个体碘摄入不足的概率变得很小，发生碘缺乏的机会在 3% 以下；当群体的平均摄入量达到 RNI 时，人群中有碘缺乏可能的个体仅占 2% ~ 3%，也就是绝大多数个体都没有发生碘缺乏的危险。RNI 和 UL 之间是一个"安全摄入范围"，日常摄入量保持在这一范围内，发生碘缺乏和碘中毒的危险性都很小。当碘摄入量继续增加超过 UL 时，个体出现毒副作用的概率增加，但并不等于超过 UL 就会造成碘中毒，发生碘中毒的概率取决于超过 UL 的程度、持续时间和机体状态。一般认为，在 UL 水平之下，随着碘摄入量的增加，碘缺乏的风险越来越低。

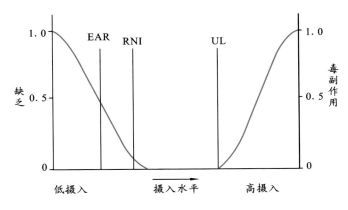

微量营养素摄入水平及其意义

十一、碘营养状况评价指标

在评价碘营养状况时，根据评价的对象不同，可将评价指标分为两类，群体碘营养状况评价指标和个体碘营养状况评价指标。群体碘营养状况评价指标包括人群的尿碘中位数、甲状腺肿大率、新生儿 TSH 筛查阳性率等，个体碘营养状况评价指标包括甲状腺容积和血清碘等。一些个体碘营养状况评价指标因为在个体内波动较大或缺乏标准检测方法和参考值范围等，在应用时受到限制。

1. 尿碘中位数

2007 年世界卫生组织（WHO）、联合国儿童基金会（UNICEF）和国际控制碘缺乏病理事会（ICCIDD，现为 IGN）提出了基于尿碘中位数的群体碘营养状况评价指标，见表 3。儿童、一般人群碘营养状况适宜的标准是尿碘中位数为 100~199 μg/L。

表3 WHO/UNICEF/ICCIDD 推荐的群体碘营养状况评价指标

人群	尿碘中位数 /(μg/L)	碘营养状况
儿童和成人	<20	重度碘缺乏
	20~49	中度碘缺乏
	50~99	轻度碘缺乏
	100~199	适宜
	200~299	大于适宜量
	≥300	碘过量
妊娠期妇女	<150	缺乏
	150~249	适宜
	250~499	大于适宜量
	≥500	碘过量
哺乳期妇女	≥100	适宜
<2 岁婴幼儿	≥100	适宜

此外，在一般人群总体碘营养状况适宜的情况下，妊娠期妇女仍有缺碘的风险。最新的研究表明，一些碘充足的发达国家，妊娠期妇女仍存在轻微缺碘的风险。人群碘营养状况常用学龄期儿童的尿碘水平评估。但越来越多的数据证明，儿童的碘营养状况不能代表妊娠期妇女这一特殊人群。

2. 甲状腺肿大率

根据我国《碘缺乏病病区划分》（GB 16005—2009）标准，采用学龄期儿童甲状腺肿大率结合水碘和尿碘衡量碘缺乏病病区的严重程度，如果某地区饮用水碘化物含量中位数小于 10 μg/L，8~10 周岁儿童尿碘中位数小于 100 μg/L，且小于 50 μg/L 的样品数占 20% 以上，8~10 周岁儿童甲状腺肿大率大于 5%，可认定为碘缺乏病病区。其中，儿童尿碘中位数大于等于 50 μg/L 小于 100 μg/L，且小于 50 μg/L 的比例大于等于 20%，儿童甲肿率大于 5% 小于 20%，则可认定为轻病区；儿童尿碘中位数大于等于 20 μg/L 小于 50 μg/L，儿童甲肿率大于等于 20% 小于 30%，则认定为中等病区；儿童尿碘中位数小于 20 μg/L，儿童甲肿率大于等于 30%，则认定为重病区。当三项指标不一致时，以 8~10 周岁儿童甲肿率为主。

3. 新生儿 TSH 筛查异常率

新生儿是碘缺乏损害最敏感的人群，新生儿期缺碘将导致脑发育不可逆转的损害。测定新生儿足跟血促甲状腺激素水平，被认为是评价人群碘营养状况和甲状腺功能状况的敏感和可靠的指标。2007 年，WHO/UNICEF/ICCIDD 联合推荐以 5 mU/L 作为新生儿 TSH 的切点值，新生儿足跟血 TSH>5 mU/L 的比例小于 3% 作为人群碘营养状况正常的判断标准。

4. 甲状腺容积

碘缺乏和碘过量均可引起甲状腺肿。通过衡量不同年龄个体的甲状腺容积，可以判定个体是否出现甲状腺肿。目前，甲状腺肿评价标准是自 2007 年 12 月 1 日起实施的中华人民共和国卫生行业标准《地方性甲状腺肿诊断标准》（WS 276—2007）。B 超法测量甲状腺容积，是用 B 超检测甲状腺大小，甲状腺容积为甲状腺左叶和右叶之和，单位用毫升表示。《地方性甲状腺肿诊断标准》（WS 276—2007）规定了 6~17 周岁儿童和青少年、成年女性和成年男性甲状腺容积的正常值，参见表 4。

表 4 甲状腺容积的正常值

年龄 / 周岁	甲状腺容积正常值 /ml
6	≤ 3.5
7	≤ 4.0
8	≤ 4.5
9	≤ 5.0
10	≤ 6.0
11	≤ 7.0
12	≤ 8.0
13	≤ 9.0
14	≤ 10.5
15	≤ 12.0
16	≤ 14.0
17	≤ 16.0
成年女性	≤ 18.0
成年男性	≤ 25.0

5. 血清碘

血清碘属于近期碘营养评价指标，可以反映近期碘营养情况。世界卫生组织、美国梅奥医学中心和奎斯特诊断公司提供的电感耦合等离子体质谱法测定的碘代谢指标的参考值范围分别为 45~90 μg/L、52~109 μg/L 和 40~92 μg/L，我国血清碘值的正常范围尚待确立。

还有一些其他指标，如盐碘含量、合格碘盐食用率、水碘含量、甲状腺功能指标、甲状腺球蛋白、儿童智商等也能够为评价碘营养状况提供参考。

十二、碘缺乏和适碘地区的划定

2020 年 7 月 1 日实施中华人民共和国卫生行业标准《碘缺乏地区和适碘地区的划定》（WS/T 669—2020）。

1. 碘缺乏地区的划定

碘缺乏地区（iodine deficient areas）：指在自然环境中，在未采取补碘措施的情况下，通过饮水和食物摄入的碘，不能满足人体正常碘需要量，造成人群碘营养缺乏的地区。

以行政村（居民委员会）为单位，按照表 5 规定的抽样方法进行调查，检测水碘含量，按照 WS/T 107.1 或 WS/T 107.2 进行尿中碘的测定，具备以下指标的地区：

（1）居民饮用水水碘中位数小于 40 μg/L；

（2）8 周岁～10 周岁儿童尿碘中位数小于 100 μg/L。

在采取了碘盐等补碘措施的地区，符合（1）划定为碘缺乏地区。在未采取碘盐等补碘措施的地区，符合（1）和（2）划定为碘缺乏地区。

2. 适碘地区的划定

适碘地区（iodine adequate areas）：指在自然环境中，在未采取补碘措施的情况下，通过饮水和食物摄入的碘，能够满足人体正常碘需要量的地区。

以行政村（居民委员会）为单位，按照表5规定的抽样方法进行调查，检测水碘含量，按照 WS/T 107.1 或 WS/T 107.2 进行尿中碘的测定，按照 WS 276 进行地方性甲状腺肿诊断，具备以下指标的地区：

（1）居民饮用水水碘中位数大于等于 40 μg/L 且小于等于 100 μg/L；

（2）8 周岁～ 10 周岁儿童甲状腺肿大率小于等于 5%；

（3）8 周岁～ 10 周岁儿童尿碘中位数大于等于 100 μg/L 且小于 300 μg/L。

在采取了碘盐等补碘措施的地区，符合（1）划定为适碘地区。在未采取碘盐等补碘措施的地区，符合（1）、（2）和（3）划定为适碘地区。

表5　抽样方法

指标	抽样方法
水碘	分散式供水的行政村（居民委员会），居民饮用水水碘调查采用 10% 抽样法，将每个行政村（居民委员会）分成东、南、西、北、中 5 个方位，每个方位各随机抽取 10% 的水井（某方位不足 10 口水井时，则抽取饮用人口最多的一口）；少于 5 口水井的行政村（居民委员会）全部抽取，每口水井采集 1 份水样。在集中式供水的行政村（居民委员会），采集 2 份末梢饮用水，进行生活饮用水碘含量检测
儿童尿碘	8 周岁～10 周岁儿童尿碘含量调查采用随机抽样方法，被调查儿童要求男女各一半，并且抽样总数需在 50 例以上，当人数不足时，则在 6 周岁～12 周岁儿童中补齐或对 6 周岁～12 周岁儿童开展普查
甲状腺容积	8 周岁～10 周岁儿童甲状腺肿大率调查采用随机抽样方法，被调查儿童要求男女各一半，并且抽样总数需在 100 例以上，当人数不足时，则在 6 周岁～12 周岁儿童中补齐或对 6 周岁～12 周岁儿童开展普查

十三、湖北省及各市州
水碘分布地图

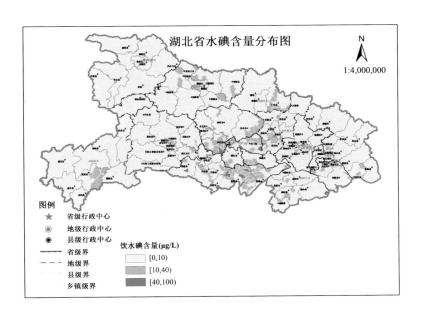

湖北省水碘含量分布图

N

1:4,000,000

图例

★ 省级行政中心
◉ 地级行政中心
● 县级行政中心
—— 省级界
----- 地级界
---- 县级界
乡镇级界

饮水碘含量(μg/L)
[0,10)
[10,40)
[40,100)

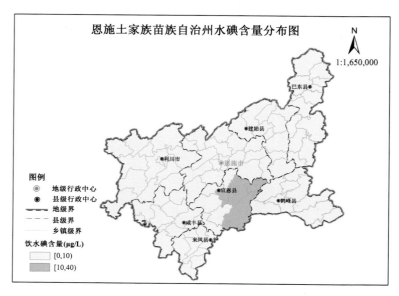

恩施土家族苗族自治州水碘含量分布图

1:1,650,000

巴东县

建始县

利川市

恩施市

宣恩县

咸丰县

鹤峰县

来凤县

图例
　◎　地级行政中心
　◉　县级行政中心
　──　地级界
　-·-　县级界
　……　乡镇级界

饮水碘含量(μg/L)
　　[0,10)
　　[10,40)

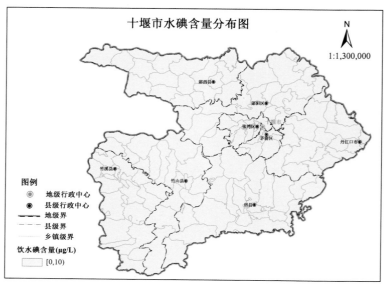

十堰市水碘含量分布图

1:1,300,000

郧西县

郧阳区

张湾区

十堰市

茅箭区

丹江口市

竹溪县

竹山县

房县

图例
　◎　地级行政中心
　◉　县级行政中心
　──　地级界
　-·-　县级界
　……　乡镇级界

饮水碘含量(μg/L)
　　[0,10)

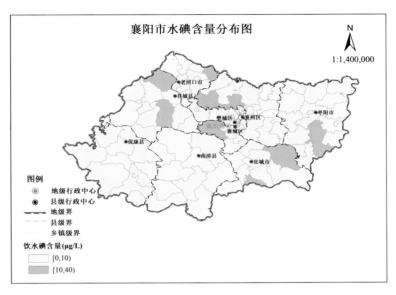

襄阳市水碘含量分布图

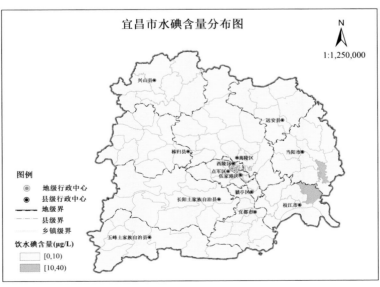

宜昌市水碘含量分布图

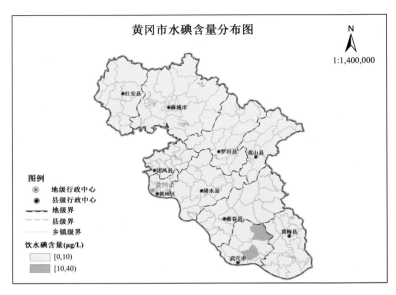

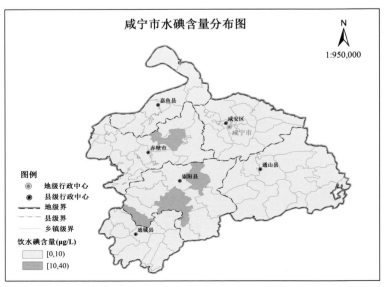

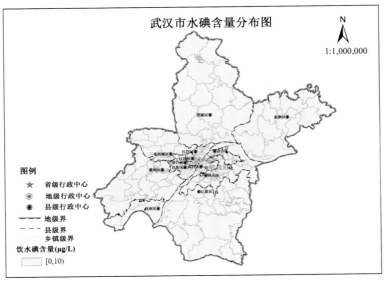

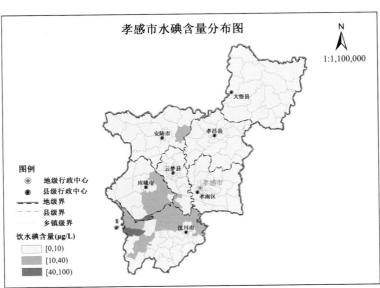

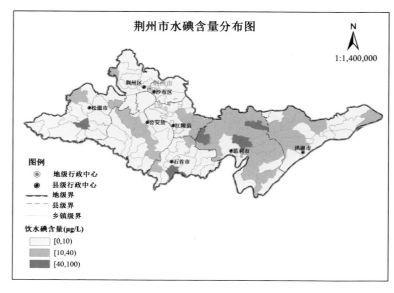

荆州市水碘含量分布图

1:1,400,000

图例
◎ 地级行政中心
◉ 县级行政中心
—— 地级界
---- 县级界
—— 乡镇级界

饮水碘含量(μg/L)
 [0,10)
 [10,40)
 [40,100)

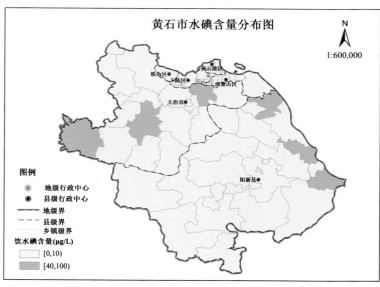

黄石市水碘含量分布图

1:600,000

图例
◎ 地级行政中心
◉ 县级行政中心
—— 地级界
---- 县级界
—— 乡镇级界

饮水碘含量(μg/L)
 [0,10)
 [40,100)

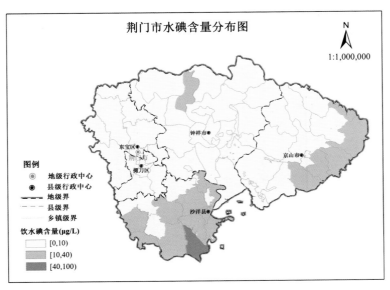

荆门市水碘含量分布图

N

1:1,000,000

钟祥市

东宝区

京山市

掇刀区

沙洋县

图例
◉ 地级行政中心
◉ 县级行政中心
—— 地级界
--- 县级界
⋯⋯ 乡镇级界

饮水碘含量(μg/L)
[0,10)
[10,40)
[40,100)

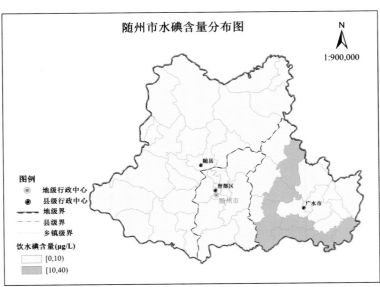

随州市水碘含量分布图

N

1:900,000

随县

曾都区

随州市

广水市

图例
◉ 地级行政中心
◉ 县级行政中心
—— 地级界
--- 县级界
⋯⋯ 乡镇级界

饮水碘含量(μg/L)
[0,10)
[10,40)

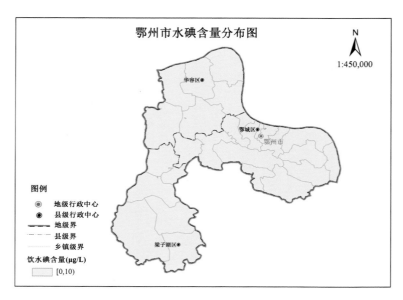

鄂州市水碘含量分布图

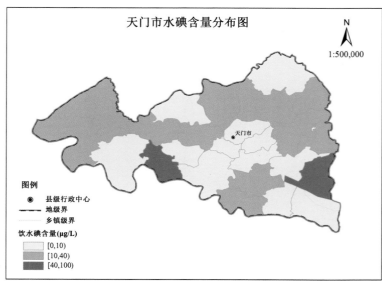

天门市水碘含量分布图

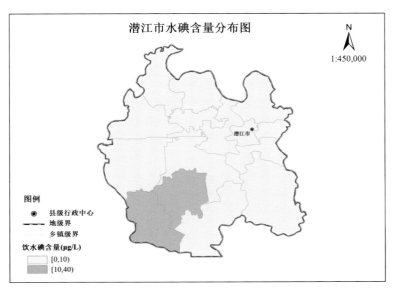

潜江市水碘含量分布图

N

1:450,000

图例

⊙ 县级行政中心
—— 地级界
‥‥‥ 乡镇级界

饮水碘含量(μg/L)
[0,10)
[10,40)

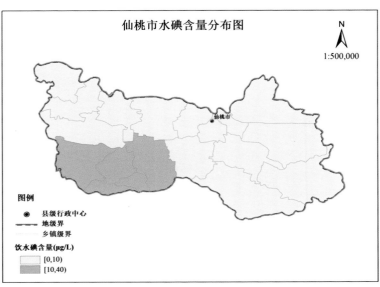

仙桃市水碘含量分布图

N

1:500,000

图例

⊙ 县级行政中心
—— 地级界
‥‥‥ 乡镇级界

饮水碘含量(μg/L)
[0,10)
[10,40)

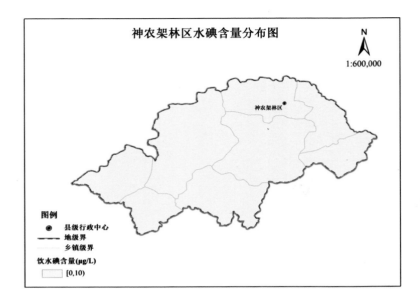

十四、碘缺乏病消除标准

碘缺乏病消除标准包括管理指标和技术指标，其中管理指标要求组织领导、碘盐管理、监测与防治、健康教育四方面评价得分合计达到 85 分及以上（见表 6）。技术指标若满足下述三项指标，则判定为达标。

（1）儿童甲肿率小于 5%;

（2）儿童尿碘中位数大于等于 100 μg/L 且儿童尿碘小于 50 μg/L 的比例小于 20%，或者来自儿童家中合格碘盐食用率大于 90%;

（3）孕妇尿碘中位数大于等于 150 μg/L，或者孕妇尿碘中位数大于等于 100 μg/L 且来自孕妇家中的合格碘盐食用率大于 90%。

以县为单位判定是否达标，被评价县管理指标、技术指标均达到消除标准要求，可判定为实现消除目标。若其中一项指标不符合要求，则判定为未实现消除目标。

表6 实现消除碘缺乏病目标评价表

_____省（区、市） _____市（地、州） _____县（市、区、旗）

项目	内容	得 分 依 据	评价方法	分值	得分
组织领导（22分）	政府、有关部门实施目标管理	纳入政府目标管理得2分，明确有关部门职责得2分，纳入部门目标管理得1分。 （ ）	查阅政府或部门相关文件、责任书	5	
	防治队伍能力建设	防治人员数量满足工作需要，得3分。 （ ） 近3年，每年派人参加上级培训或会议得5分，有2年派人参加得3分，有1年派人参加得2分，参加地市级及以下培训得1分。 （ ）	查阅相关文件。邀请省级及以上专家授课，按省级培训得分	8	
	碘缺乏病防治必须经费得到落实	3年均及时足额拨付上级安排防治经费9分，1年未及时足额拨付经费得6分，2年未及时足额拨付经费得3分，3年均未及时足额拨付经费得0分。 （ ）	查阅省级拨付文件及到账凭据	9	

续表

项目	内 容	得 分 依 据	评价方法	分值	得分
监测和防治措施（32分）	监测工作开展情况	近3年，连续开展监测工作得12分；2年开展监测工作得8分；1年开展监测工作得4分；未开展监测工作得0分。（　　）	查阅相关记录	12	
	按时报送监测数据和报告	近3年，每年按时报送数据和报告得6分，每年2分。（　　）	查阅相关资料	6	
	及时通报监测结果	近3年，每年将监测结果报送当地人民政府，并通报给相关部门得3分，每年1分。（　　）	查阅相关资料	3	
	独立或协助上级单位开展调查评估	近3年开展过相关工作得2分。（　　）	查阅相关资料	2	
	参加国家、省级实验室质量控制考核	近3年，参加盐碘、尿碘质控考核且全部通过得6分；未安排质控考核或考核未全部通过得3分；考核全部未通过得0分。（　　）	查阅相关考核材料及反馈材料	6	
	开展应急补碘工作	近3年，及时对目标人群开展应急补碘工作；或者如果当地不需要开展应急补碘工作，因此未采取额外补碘措施，得3分，每年1分。（　　）	查阅应急补碘记录、服药卡等	3	

项目	内容	得 分 依 据	评价方法	分值	得分
碘盐管理（20分）	碘盐生产、流通环节管理	近3年，相关部门依法对生产和流通环节进行监督管理得6分，每年2分。　　　　　　（　）	查阅相关计划、总结等	6	
	盐业市场管理（供碘盐、查处非碘盐）	近3年，合格碘盐供应能够满足当地人群碘营养的需要，得9分，每年3分。　　　　　　（　）	查阅监测总结报告、年度违法案件查处档案等	14	
		无违法案件或虽有违法案件但得到了有效查处得5分。　　　（　）			
健康教育（26分）	宣传普及碘缺乏病防治知识	近3年，通过电视、广播等开展宣传活动得5分。　　　　（　）	查阅节目播放记录；查阅新媒体宣传记录	10	
		采用新媒体开展健康教育，得5分。　　　　　　　（　）			
	中小学校开展健康教育	每所学校有教学计划且开展健康教育活动得1分。5所学校满分为5分。　　　　　（　）	查阅相关资料	5	
	有固定的宣传内容	每个乡有2处及以上固定宣传内容（不包括宣传画）得1分，5个乡满分为5分。　　　　（　）	现场查看5个乡	5	
	组织开展5.15宣传日活动	近3年，每年由多部门组织开展宣传活动得6分，每年2分；仅由卫生健康组织开展宣传活动得3分，每年1分。　　　　　（　）	查阅总结、照片等资料	6	
合　计				100	

十五、碘的补充方法

目前的补碘方法以食盐加碘为主，其他方法包括口服碘油丸、服用含碘药物及营养素补充剂、食用富碘食物等。食盐加碘是 WHO 等推荐的控制碘缺乏病最安全、最有效的方法，为预防和控制碘缺乏病，WHO 等在全球普遍推行食盐加碘方法。

1. 加碘食盐

食盐加碘是一种持续、方便、经济、生活化的补碘方法。食盐加碘可以通过较小的投入获得巨大的社会效益和间接的经济效益，以达到提高人口素质的目的。目前，全球有 120 多个国家和地区实行食盐加碘政策，至少 97 个国家和地区制定了法律、法规或食品安全标准支持食盐加碘。从 2012 年起，我国颁布了新的《食用盐碘含量》（GB 26878—2011）标准，规定食用盐产品（加碘食盐）中碘含量的平均水平（以碘元素计）

为 20 mg/kg~30 mg/kg，允许波动范围为食用盐碘含量平均水平 ±30%。湖北省于 2012 年 3 月 15 日起按 25 mg/kg±30%（即 18~33 mg/kg）的加碘量标准生产食用碘盐，外省进入湖北省的食用碘盐必须符合湖北省碘盐浓度标准。

加碘食盐是用碘酸钾或碘化钾按一定比例与普通食盐混匀而成。但是，由于碘是一种比较活泼、易于挥发的元素，含碘食盐储存期间及烹调过程中都会有损失。一般温度越高，加热时间越长，盐中碘的损失率越高。油炸、干炒等高温烹调方式的碘损失率大于蒸、煮的烹调方式的碘损失率。

2. 碘的食物来源

不同食物的含碘量不同，请参见本书附录。部分海产品的含碘量较高，如海带、紫菜、带鱼、干贝等。海带、紫菜含碘量最高，干海带的含碘量达 36240 μg/100 g；其次为鱼虾蟹贝类（如干虾米类的含碘量达 983 μg/100 g、赤贝的含碘量达 162 μg/100 g、花蟹的含碘量达 45.4 g/100 μg、带鱼的含碘量达 40.8 g/100 μg）。其他食品中，蛋类含碘量较高（如鹌鹑蛋的含碘量达 233 μg/100 g、鹅蛋的含碘量达 59.7 μg/100 g、鸡蛋的含碘量达 22.5 μg/100 g）；不同奶类的含碘量差别较大，肉类的含碘量在 1.9 μg/100 g 至 4.5 μg/100 g 之间；植物类的含碘量最低，特别是水果和蔬菜。

3. 其他补碘制剂

我们选择补碘方式时，可先考虑食用加碘食盐，以及海带、紫菜等含碘丰富的食物。除此之外，还可考虑含碘营养素补充剂等。根据碘缺乏的程度选择补碘的剂量。在碘缺乏重病区，当碘盐防治措施不能得到有效落实时，可以给育龄妇女、妊娠期妇女和哺乳期妇女服用碘油丸。

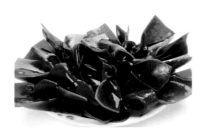
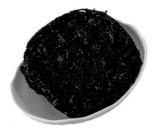

十六、一般人群补碘

　　湖北省绝大部分地区为碘缺乏地区，一般人群每天从饮水中获得的碘量约为 10 μg；从食物中摄入的碘量约为 25~50 μg；如果不特殊增加富碘食物，则一般人群每天从食物和饮水中获得的碘不能满足人体的需求。按照我国《食用盐碘含量》（GB 26878—2011）标准，如果食盐强化碘量水平为 25 mg/kg，每天摄入 5 g 食盐，烹调损失率按 WHO 等推荐的 20% 计算，每天从加碘食盐中可摄入碘 100 μg，加上从饮水和食物中摄入的碘，则能达到一般人群碘推荐摄入量（120 μg/d），因此，除了居住在水源性高碘地区的居民不食用加碘食盐外，其他居民都应食用加碘食盐。

十七、特需人群补碘

　　从母亲怀孕到孩子出生再到三周岁以内，是孩子脑发育的
关键时期，如果此时发生碘营养不良，会增加大脑发育迟滞的
风险，导致不可逆的智力损伤。儿童、青少年各器官生长发育
快，基础代谢增强，碘消耗较多。因此，妊娠期妇女、哺乳期
妇女、婴幼儿（出生后至 36 月龄内）等人群是碘的特需人群。
儿童、青少年是碘缺乏病防治的重点人群，在日常生活中，这部
分人尤应注意充分补碘。推荐妊娠期妇女碘的摄入量从非孕时的
120 μg/d 增加到 230 μg/d。哺乳期妇女碘的 RNI 应增加一倍，
达到 240 μg/d。婴幼儿、儿童和青少年碘的摄入量详见表 2。

1. 妊娠期妇女

　　妇女在备孕阶段，为达到良好的碘营养状态，应食用加碘
食盐。怀孕后应选用妊娠期妇女加碘食盐或碘含量较高的食物，

并鼓励摄入含碘丰富的海产食物，如海带、紫菜等。妊娠期妇女的需碘量高于正常成人的。首先，妊娠期妇女对碘的需求量除包括胎儿生长发育和孕妇自身的需要外，还应包括孕妇本身血容量增加和尿排泄量增加（可能是导致妊娠期妇女肾碘清除率增高的主要原因）的需要。另外，妊娠期间，由于孕妇雌激素变化和代谢加快需要增加甲状腺激素的产出量，从而使妊娠期妇女的碘需要量增加。妊娠期妇女对这种生理性需求在碘充足的情况下是比较容易达到的，但在碘缺乏的情况下则很难达到，可导致妊娠期妇女的甲状腺发生病理性改变，出现甲状腺肿或甲状腺激素水平下降，这是影响胎儿脑发育的重要危险因素。因此，孕妇在妊娠期间摄入足够的碘是至关重要的。

2. 哺乳期妇女

哺乳期妇女应同妊娠期妇女一样继续选用妊娠期妇女加碘食盐或含碘量较高的食物，并鼓励摄入含碘丰富的海产食物，如海带、紫菜等。哺乳期妇女对碘的需求量包括碘在乳汁中的消耗量（即供应婴幼儿的需要量），这取决于每天乳汁的分泌量和乳汁中碘的浓度。哺乳期妇女为碘缺乏的高危人群，其碘的摄入量与乳汁中的碘含量呈正相关。已有研究证明，为保证婴幼儿的正常发育，哺乳期妇女每天应分泌乳汁 500 ～ 800 ml，而乳汁中碘的浓度应维持在 100 ～ 200 μg/L，只有这样，才能满足婴幼儿对碘的需求。

3. 婴幼儿（出生后至 36 月龄内）

婴幼儿时期是生长发育的关键时期，需要更多的甲状腺激素来促进体格生长及神经系统的发育。母乳喂养的婴幼儿，当母亲碘摄入充足时，能满足 0 ～ 6 月龄婴儿的需要；7 ～ 12 月龄婴儿可以从辅食中获得部分碘；13 ～ 24 月龄幼儿开始尝试成人食物，也会摄入少量的加碘食盐，可获得一定量的碘。婴幼儿的辅食中应有含碘丰富的海产品。非母乳喂养的婴幼儿饮食主要是乳制品。我国食品安全国家标准（GB 10765—2010）规定，在婴幼儿奶粉中必须加碘，加碘量为每 100 KJ 加碘 2.5 ～ 14.0 μg 或每 100 Kcal 加碘 10.5 ～ 58.6 μg。

4. 儿童和青少年

儿童和青少年处于生长发育的关键时期，由于发育较快，对碘的需要量增加，因此，儿童和青少年时期应食用加碘食盐。

十八、甲状腺疾病患者补碘

1. 甲状腺功能亢进症

碘是甲状腺合成甲状腺激素的重要原料。甲状腺功能亢进症（甲亢）患者的甲状腺自主功能亢进，合成和分泌过多的甲状腺激素，血清甲状腺激素水平升高。甲亢患者的甲状腺对碘的生物利用能力较正常人的明显增高，如果再给予富碘食物，功能亢进的甲状腺将合成更多的甲状腺激素。因此，甲亢患者应该限制碘的摄入，尽可能忌用富碘食物和药物。如果应用放射性碘治疗甲亢，那么含碘多的食物如海藻类等应该禁用至少7天。

2. 甲状腺功能减退症

甲状腺功能减退症（甲减）从程度上分为临床甲减和亚临床甲减。导致甲减的原因包括自身免疫损伤、甲状腺手术切除、放射性碘破坏、外照射、碘缺乏和碘过量等。如果由甲状腺全部切除或完全破坏所致的甲减，摄碘和合成甲状腺激素的器官已不存在或功能丧失，患者需要接受甲状腺激素的替代治疗，因此食用加碘食盐或未加碘食盐对甲状腺无明显影响。如果为甲状腺腺叶切除或甲状腺组织尚有残留，可以正常碘饮食，包括食用加碘食盐。碘缺乏所致的甲减往往发生在碘缺乏地区，食用加碘食盐是最有效的方法。碘过量所致的甲减程度较轻，常见为亚临床甲减，此时，需查找碘过量的原因，例如高水碘、食用过多富碘食物等，对这些患者，要限制碘的摄入。

3. 自身免疫甲状腺炎

自身免疫甲状腺炎的病理特点为淋巴细胞浸润，血清学标志物为甲状腺过氧化物酶抗体和／或甲状腺球蛋白抗体水平升高。桥本甲状腺炎是自身免疫甲状腺炎的主要类型。桥本甲状腺炎起病隐匿，进展缓慢，临床表现为甲状腺肿，甲状腺功能可以是正常、亢进或减退。有研究显示，碘摄入量是影响本病发生发展的重要环境因素，碘摄入量增加可以促进功能正常单纯甲状腺自身抗体阳性的患者发展为甲状腺功能异常。因此，建议甲状腺功能正常的自身免疫甲状腺炎患者适当限碘，可以食用加碘食盐，但适当限制海带、紫菜、海苔等富碘食物的摄入。

4. 甲状腺结节

甲状腺结节分为良性和恶性两大类，女性和老年人多发。大多数甲状腺结节病因不清。碘摄入量过多或不足都能使结节的患病率升高，所以要适碘饮食。如果是甲状腺结节有自主功能，导致了甲亢，要限制碘的摄入。

近些年，虽然甲状腺癌发病率大幅上升，但是并没有发现补碘与甲状腺癌发病率升高之间的相关性。甲状腺癌患者可以正常摄入碘。如果手术后行放射性碘清甲或清灶治疗，则治疗前需要低碘饮食。

5. 妊娠期甲状腺疾病

妊娠期影响胎儿生长发育特别是脑发育的甲状腺激素来自母体和胎儿。胎儿甲状腺在妊娠 10 周具有了摄碘能力，12 周后可以合成甲状腺激素，但胎儿甲状腺成熟是在妊娠 24 周以后。所以，在妊娠前半期，支持胎儿脑神经发育的甲状腺激素主要来自母体。为了保证母体和胎儿的需要，妊娠期妇女饮食中所需要的碘要多于非妊娠期妇女所需要的碘，在妊娠前和妊娠期间摄入碘充足的妇女可以保证甲状腺内有足够的碘储备，并能满足妊娠期甲状腺激素增多的需要。所以，妊娠期患有甲状腺疾病的患者也要摄取足够的碘，食用加碘食盐是最好的方法。患有自身免疫甲状腺炎和甲状腺功能减退的妊娠期妇女，还要定期监测甲状腺功能，及时调整左甲状腺素剂量。妊娠前有甲亢并低碘饮食的患者，应在妊娠前至少 3 个月食用加碘食盐，以保证妊娠期充足的碘储备。妊娠期甲亢患者也要摄取足够的碘，要定期监测甲状腺功能，及时调整抗甲状腺药物的剂量。妊娠期间应权衡利弊，谨慎采取会使患者暴露于高碘环境中的诊断措施和选择治疗药物。

甲状腺疾病复杂多样，每种疾病的病因和发病机制不同。因此，对于不同的甲状腺疾病患者是否需要补碘，应该尽量遵循医生的建议。

十九、补碘的最佳方法是什么

　　碘缺乏病的病因清楚，是由碘缺乏造成的疾病，预防是最重要的措施。补碘最基本、最主要的方法是食用加碘食盐。对于一般人群，只要吃到合格碘盐，就能够保证碘营养，不需要再吃任何含碘保健品和碘强化食品。妊娠期妇女和哺乳期妇女应选择妊娠期妇女加碘食盐或碘含量较高的加碘食盐。

居家常备的好调料

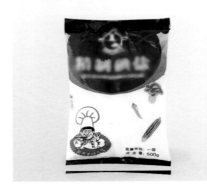

二十、购买、食用碘盐
应注意哪些问题

　　因为加碘食盐中的碘化物在潮湿、高温和酸性环境下容易发生化学反应而转变为分子碘挥发掉，所以在购买、保存和使用加碘食盐时应该注意下面一些问题：第一，购买小包装和印有指定标识的加碘食盐，加碘食盐一次购买不宜过多，存放时间不宜太长；第二，存放在阴凉、干燥、远离炉火的地方，尽量避光保存；第三，为减少碘损失，建议菜品出锅时放盐。

二十一、碘酸钾作为食盐碘强化剂安全吗

因碘酸钾比碘化钾稳定，所以我国及世界上大部分国家采用碘酸钾代替碘化钾作为食盐的碘强化剂。我国从 1995 年普遍实施食盐加碘以来，碘缺乏病得到了有效控制，取得了瞩目的成绩，表明碘酸钾碘盐防治碘缺乏病效果显著。然而，碘酸钾是一种具有较强氧化性的物质，作为食盐碘强化剂，其安全性引起了社会关注。中国疾病预防控制中心营养与健康所针对碘酸钾碘盐的安全性进行了研究，证实食盐中的碘酸钾经各种食物烹饪后都能转变为碘离子和碘分子（挥发损失）。其中，86.5% 转变为碘离子，13.2% 转变为碘分子，总转化率为99.7%。因此，加碘食盐经烹饪后，碘酸钾几乎不再存在，不必担心碘酸钾碘盐的安全性问题。

另外，按成人碘每日推荐摄入量 120 μg 进行推算，理论上，1 分子碘酸钾可以氧化 6 分子维生素 C，那么，加碘食盐每天

消耗的维生素 C 量仅为 1.2 mg（仅以维生素 C 举例，食物中的蛋白质和其他还原性物质同样能与碘酸钾反应），而一般的绿色蔬菜每 100 克中含数十毫克维生素 C。因此，加碘食盐中的碘酸钾对食物中还原性物质的消耗量很小，几乎不会产生健康风险。目前，国际组织 IGN 也认为碘酸钾作为食盐的碘强化剂是安全的。

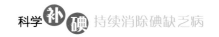

二十二、长期食用碘盐会发生甲状腺结节吗

甲状腺肿的病因较多，包括碘缺乏、碘过量、辐射、硒缺乏、吸烟、环境致甲状腺肿的物质、情绪应激、某些药物和感染等。其中碘缺乏是最常见的病因。如木薯中含有大量的硫氰类物质，大量食用尤其是未经煮熟的木薯会导致甲状腺肿，一些饮用水中细菌污染也会造成甲状腺肿。单克隆技术研究发现，每个甲状腺滤泡细胞对相同刺激的反应是不同的，在相同的刺激下，有的细胞增生明显，有的增生不明显，在长期刺激下，增生快的细胞就发生为结节，所以长期甲状腺肿的患者绝大多数会发生结节性甲状腺肿。在 20 世纪 90 年代以前，碘缺乏病广泛流行时，结节性甲状腺肿是很多见的，但普及食盐加碘后，随着甲状腺肿发病率的下降，结节性甲状腺肿也随之减少。因此，长期食用碘盐不会诱发甲状腺结节。

近年来，人们普遍反映甲状腺结节的检出率明显增高，原因可能为：第一，人们健康意识增强，定期体检的人越来越多，把甲状腺的 B 超检查列入了常规体检；第二，甲状腺结节的检查技术和手段越来越先进，高分辨率 B 超可以检出直径 0.2 厘米左右的结节，这么小的结节手术时也很难被发现。因此，大量没有任何症状的结节被检出。国内外的统计证实，在碘营养正常的地区，甲状腺结节的检出率可高达 20%。

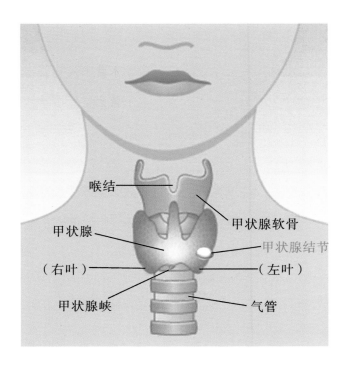

二十三、食盐加碘与甲状腺癌高发是否有关联

近年来，甲状腺癌发病人群呈上升趋势，国内外学者认为有两方面原因。一方面，甲状腺癌的发生与电离辐射、环境、饮食、生活方式、精神压力等因素的改变有关；另一方面，群众就诊率和健康体检率明显上升，特别是高分辨率 B 超和细针抽吸细胞学诊断技术在临床的广泛应用，大幅提高了甲状腺癌的早期诊断率。

目前，尚无证据表明食盐加碘与甲状腺癌高发的现象有关。全球主要国家，无论是否采取补碘措施，无论碘摄入量增加、稳定或下降，甲状腺癌的发生率都在增加，并且以直径小于 1.0 厘米的微小癌增加为主。

二十四、"防治碘缺乏病日" 历年宣传主题海报

"防治碘缺乏病日"历年主题海报

（2003—2023）

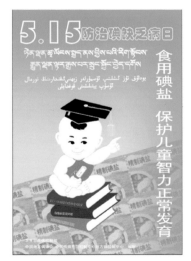

2003年海报

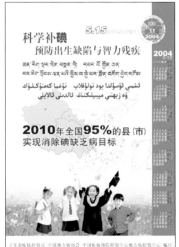

2004年海报

065

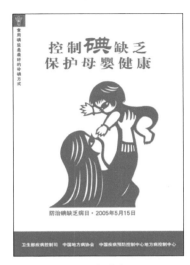

2005 年海报

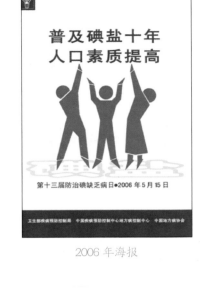

2006 年海报

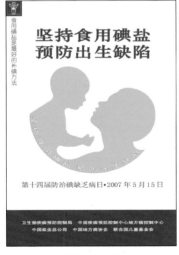

2007 年海报

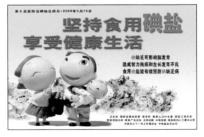

2008 年海报

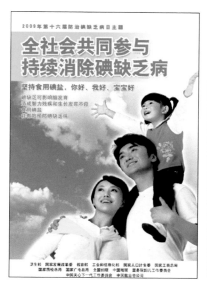

2009 年海报

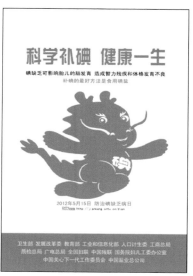

2012 年海报

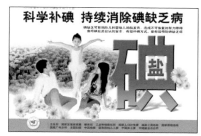

2010 年海报

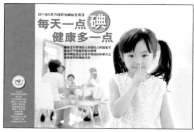

2011 年海报

科学 补 碘 持续消除碘缺乏病

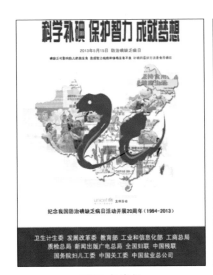

2013 年海报

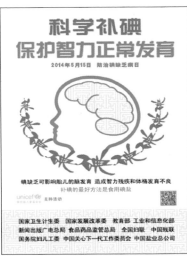

2014 年海报

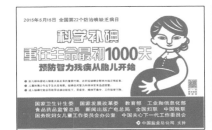

2015 年海报

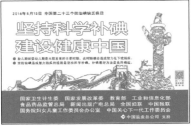

2016 年海报

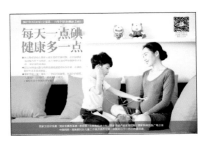

2017 年海报

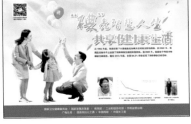

2018 年海报

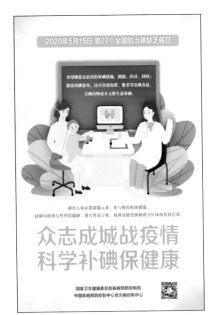

2020 年海报

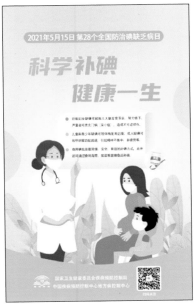

2021 年海报

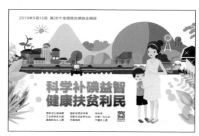

2019 年海报

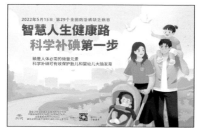

2022 年海报

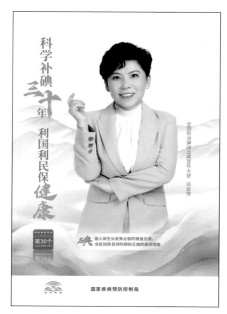

2023 年海报

二十五、食盐加碘消除碘缺乏危害管理条例

（1994年8月23日中华人民共和国国务院令第163号发布。本条例根据2017年3月1日《国务院关于修改和废止部分行政法规的决定》修订）

第一章 总 则

第一条 为了消除碘缺乏危害，保护公民身体健康，制定本条例。

第二条 碘缺乏危害，是指由于环境缺碘、公民摄碘不足所引起的地方性甲状腺肿、地方性克汀病和对儿童智力发育的潜在性损伤。

第三条 国家对消除碘缺乏危害，采取长期供应加碘食盐（以下简称碘盐）为主的综合防治措施。

第四条 国务院卫生行政部门负责碘缺乏危害防治和碘盐

的卫生监督管理工作；国务院授权的盐业主管机构（以下简称国务院盐业主管机构）负责全国碘盐加工、市场供应的监督管理工作。

第五条　各级人民政府应当将食盐加碘消除碘缺乏危害的工作纳入本地区国民经济和社会发展计划，并组织实施。

县级以上人民政府有关部门应当按照职责分工，密切配合，共同做好食盐加碘消除碘缺乏危害工作。

第六条　国家鼓励和支持在食盐加碘消除碘缺乏危害方面的科学研究和先进技术推广工作。

对在食盐加碘消除碘缺乏危害工作中做出显著成绩的单位和个人，给予奖励。

第二章　碘盐的加工、运输和储存

第七条　从事碘盐加工的盐业企业，应当由省、自治区、直辖市人民政府盐业主管机构指定，并取得同级人民政府卫生行政部门卫生许可后，报国务院盐业主管机构批准。

第八条　用于加工碘盐的食盐和碘酸钾必须符合国家卫生标准。碘盐中碘酸钾的加入量由国务院卫生行政部门确定。

第九条　碘盐出厂前必须经质量检验，未达到规定含量标准的碘盐不得出厂。

第十条　碘盐出厂前必须予以包装。碘盐的包装应当有明显标识，并附有加工企业名称、地址、加碘量、批号、生产日期和保管方法等说明。

第十一条　碘盐为国家重点运输物资。铁路、交通部门必须依照省、自治区、直辖市人民政府盐业主管机构报送的年度、月度运输计划，及时运送。

碘盐的运输工具和装卸工具，必须符合卫生要求，不得与有毒、有害物质同载、混放。

第十二条　经营碘盐批发业务的企业和在交通不方便的地区经营碘盐零售业务的单位和个人，应当按照省、自治区、直辖市人民政府盐业主管机构的规定，保持合理的碘盐库存量。

碘盐和非碘盐在储存场地应当分库或者分垛存放，做到防晒、干燥、安全、卫生。

第十三条　碘剂的购置费用以及盐业企业因加碘而发生的各种费用，按照国家有关规定执行。

第三章 碘盐的供应

第十四条 省、自治区、直辖市人民政府卫生行政部门负责划定碘缺乏地区（以下简称缺碘地区）范围，经本级人民政府批准后，报国务院卫生行政部门、国务院盐业主管机构备案。

第十五条 国家优先保证缺碘地区居民的碘盐供应；除高碘地区外，逐步实施向全民供应碘盐。

对于经济区域和行政区域不一致的缺碘地区，应当按照盐业运销渠道组织碘盐的供应。

在缺碘地区生产、销售的食品和副食品，凡需添加食用盐的，必须使用碘盐。

第十六条 在缺碘地区销售的碘盐必须达到规定的含碘量，禁止非碘盐和不合格碘盐进入缺碘地区食用盐市场。

对暂时不能供应碘盐的缺碘地区，经省、自治区、直辖市人民政府批准，可以暂时供应非碘盐；但是，省、自治区、直辖市人民政府卫生行政部门应当采取其他补碘的防治措施。

对缺碘地区季节性家庭工业、农业、副业、建筑业所需的非碘盐和非食用盐，由县级以上人民政府盐业主管机构组织供应。

第十七条 经营碘盐批发业务的企业，由省、自治区、直辖市人民政府盐业主管机构审批。

碘盐批发企业应当从国务院盐业主管机构批准的碘盐加工企业进货。经营碘盐零售业务的单位和个人，应当从碘盐批发企业进货，不得从未经批准的单位和个人购进碘盐。

第十八条　碘盐批发企业在从碘盐加工企业购进碘盐时，应当索取加碘证明，碘盐加工企业应当保证提供。

第十九条　碘盐零售单位销售的碘盐应当为小包装，并应当符合本条例的有关规定。碘盐零售的管理办法由省、自治区、直辖市人民政府根据实际情况制定。

第二十条　为防治疾病，在碘盐中同时添加其他营养强化剂的，应当符合《中华人民共和国食品安全法》的相关规定，并标明销售范围。

因治疗疾病，不宜食用碘盐的，应当持当地县级人民政府卫生行政部门指定的医疗机构出具的证明，到当地人民政府盐业主管机构指定的单位购买非碘盐。

第四章　监督和管理

第二十一条　县级以上地方各级人民政府卫生行政部门负责对本地区食盐加碘消除碘缺乏危害的卫生监督和碘盐的卫生监督以及防治效果评估；县级以上地方各级人民政府盐业主管

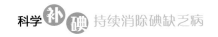

机构负责对本地区碘盐加工、市场供应的监督管理。

第二十二条　县级以上各级人民政府卫生行政部门有权按照国家规定，向碘酸钾生产企业和碘盐加工、经营单位抽检样品，索取与卫生监测有关的资料，任何单位和个人不得拒绝、隐瞒或者提供虚假资料。

第二十三条　卫生监督人员在实施卫生监督、监测时，应当主动出示卫生行政部门制发的监督证件；盐政人员在执行职务时，应当主动出示盐业主管机构制发的证件。

第五章　罚　　则

第二十四条　违反本条例的规定，擅自开办碘盐加工企业或者未经批准从事碘盐批发业务的，由县级以上人民政府盐业主管机构责令停止加工或者批发碘盐，没收全部碘盐和违法所得，可以并处该盐产品价值 3 倍以下的罚款。

第二十五条　碘盐的加工企业、批发企业违反本条例的规定，加工、批发不合格碘盐的，由县级以上人民政府盐业主管机构责令停止出售并责令责任者按照国家规定标准对食盐补碘，没收违法所得，可以并处该盐产品价值 3 倍以下的罚款。情节严重的，对加工企业，由省、自治区、直辖市人民政府盐业主管机构报请国务院盐业主管机构批准后，取消其碘盐加工资格；

对批发企业，由省、自治区、直辖市人民政府盐业主管机构取消其碘盐批发资格。

第二十六条　违反本条例的规定，在缺碘地区的食用盐市场销售不合格碘盐或者擅自销售非碘盐的，由县级以上人民政府盐业主管机构没收其经营的全部盐产品和违法所得，可以并处该盐产品价值3倍以下的罚款；情节严重，构成犯罪的，依法追究刑事责任。

第二十七条　违反本条例的规定，在碘盐的加工、运输、经营过程中不符合国家卫生标准的，由县级以上人民政府卫生行政部门责令责任者改正，可以并处该盐产品价值3倍以下的罚款。

第二十八条　违反本条例的规定，出厂碘盐未予包装或者包装不符合国家卫生标准的，由县级以上人民政府卫生行政部门责令改正，可以并处该盐产品价值3倍以下的罚款。

第二十九条　违反本条例的规定，在缺碘地区生产、销售的食品和副食品中添加非碘盐的，由县级以上人民政府卫生行政部门责令改正，没收违法所得，可以并处该产品价值1倍以下的罚款。

第六章 附 则

第三十条 畜牧用盐适用本条例。

第三十一条 省、自治区、直辖市人民政府可以根据本条例制定实施办法。

第三十二条 经省、自治区、直辖市人民政府卫生行政部门、盐业主管机构确定为应当供应碘盐的非缺碘地区适用本条例第十五条第二款、第三款和第十六条第一款、第三款的规定。

第三十三条 本条例自 1994 年 10 月 1 日起施行。1979 年 12 月 21 日国务院批转的《食盐加碘防治地方性甲状腺肿暂行办法》同时废止。

二十六、《健康中国行动》中与地方病相关的重大行动

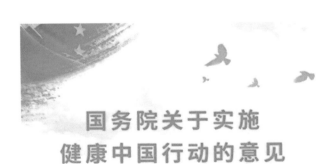

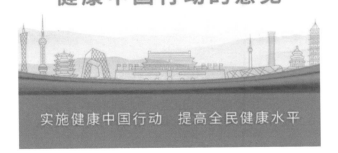

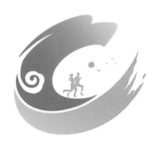

2016 年 10 月 25 日，中共中央、国务院印发了《"健康中国 2030"规划纲要》，2019 年国务院印发了《关于实施健康中国行动的意见》，强调人民健康是民族昌盛和国家富强的重要标志，预防是最经济、最有效的健康策略，动员全社会倡导健康文明生活方式，预防控制重大疾病，加快推动从以治病为中心转变为以人民健康为中心，提高全民健康水平。

1.地方病防控行动

地方病是重大公共卫生问题，湖北省是我国地方病严重流行的省份之一，被列为国家重点防控的 5 种地方病中，我省就有 4 种，尤以碘缺乏病最为突出，全省 103 个县（市、区）外环境普遍缺碘，全人口长期受环境碘缺乏的威胁，加大碘缺乏病防治工作力度是维护人民身体健康所迫切需要的，必须让以食盐加碘为主的碘缺乏病防控措施得到全面落实，到 2030 年持续消除碘缺乏危害。

2. 健康知识普及行动

每个人是自己健康的第一责任人，对家庭和社会都有责任。普及健康知识，提高全民健康素养水平，是提高全民健康水平最根本、最经济、最有效的措施之一。根据我省碘缺乏病防治工作的需要，组织地方病防治专业委员会有关专家出版《科学补碘——持续消除碘缺乏病》一书，向人们开展形式多样的健康教育与健康促进活动，让以食盐加碘为主的碘缺乏病综合防控措施得到长期有效落实。

二十七、《国民营养计划（2017—2030 年）》对碘营养的要求

营养助力 健康中国

《国民营养计划（2017-2030年）》
对碘营养的要求

2017 年 6 月 30 日，国务院办公厅印发了《国民营养计划（2017—2030 年）》（以下简称《计划》），《计划》中提出，营养是人类维持生命、生长发育和健康的重要物质基础，国民营养事关国民素质提高和经济社会发展。近年来，我国人民生活水平不断提高，营养供给能力显著增强，国民营养健康状况明显改善，但仍面临居民营养不足与营养过剩并存，营养相关疾病多发、营养健康生活方式尚未普及等问题，成为影响国民健康的重要因素。

　　《计划》中要求加快研究制定基于我国人群资料的膳食营养参考摄入量，优先研究铁、碘等重要营养素的需要量，强化碘营养监测与碘缺乏病防治。持续开展人群尿碘、水碘、盐碘监测以及重点食物中的碘调查，逐步扩大覆盖地区和人群，建立中国居民碘营养状况数据库。研究制定人群碘营养状况科学评价技术与指标。制定差异化碘干预方案，实施精准补碘。以每年 5 月 15 日全国碘缺乏病防治日为契机，大力开展科普宣教活动，推动营养健康科普宣教活动常态化。

　　采用各种传播方式和渠道，定向、精准地将科普信息传播到目标人群；依法打击和处置各种形式的谣言，及时发现和纠正错误营养宣传，避免营养信息被误导。及时回应社会关注的问题，合理引导舆论，为公众解疑释惑。开展孕前妇女、孕产期妇女及处于生长发育期儿童的碘营养评价并进行针对性干预和指导。

结　语

　　碘缺乏危害的最严重后果是影响胎儿和婴幼儿脑发育，导致智力低下。消除碘缺乏病是提高我国人口素质、实现民族昌盛、振兴乡村和构建社会主义和谐社会的重要内容，是党和政府关心群众健康、坚持以人为本的最直接与最现实体现。虽然湖北省碘缺乏病防治工作已取得阶段性成果，但由于自然环境碘缺乏状态难以改变，因此防治碘缺乏病工作仍然任重而道远，还需继续在省委、省政府和各级党委、政府的领导下，各相关部门密切配合，社会各界和人民群众广泛参与，长期落实以食盐加碘为主的综合防治措施，坚持科学补碘，持续消除碘缺乏病。

附录　各类食物的碘含量

不同地区、不同食物的碘含量相差很大，附表 1 列出的是一些常见食物的碘含量。

附表 1　常见食物的碘含量（μg/100 g 可食部）

食物种类	食物名称	碘含量
藻类		
	海带（干）	36240
	海草	15982
	紫菜（干）	4323
	螺旋藻	3830
	海带（深海、冷鲜）	2950
	海苔	2427

食物种类	食物名称	碘含量
鱼虾蟹贝类		
虾	虾米（小对虾，干）	983
	海米（干）	394
	虾皮	373
	濑尿虾	36.1
	基围虾	16.1
蟹	花蟹（母）	45.4
	梭子蟹	33.2
	河蟹（公）	27.8
贝	赤贝	162
	鲍鱼（鲜）	102
	贻贝（淡菜）	91.4
	牡蛎	66.0
	蛏子	65.4
	扇贝	48.5

续表

食物种类	食物名称	碘含量
贝	河蚬	43.1
	蛤蜊	39.3
	花螺	37.9
海鱼	带鱼	40.8
	鳕鱼	36.9
	多宝鱼	33.4
	沙丁鱼	28.5
	小黄鱼	15.6
	大黄鱼（养殖）	14.9
	鱿鱼	12.3
	海鳗	11.3
	银鲳鱼	10.9
	罗非鱼（背）	9.1
	海鲈鱼	7.9
	鲳鱼（平鱼）	7.7

续表

食物种类	食物名称	碘含量
海鱼	黄花鱼（小）	5.8
	巴鱼 [鲅鱼]	3.5
淡水鱼	鲫鱼	10.1
	草鱼 [白鲩]	6.4
	白鲢鱼	6.7
	胖头鱼	6.6
	鲤鱼 [鲤拐子]	4.7
其他	海参	28.1
蛋类	鹌鹑蛋	233
	鹅蛋	59.7
	鸭蛋	34.2
	鸡蛋	22.5
谷类及制品	糙米（有机）	14.5
	高粱米	7.0
	荞麦面	6.8

续表

食物种类	食物名称	碘含量
谷类及制品	青稞	4.0
	燕麦米	3.9
	糯米	2.0
	小米	1.6
	小麦粉	1.5
	大米	1.4
	莜麦	1.4
	玉米	1.1
薯类	紫薯	2.5
	马铃薯	1.2
	红薯	0.5
干豆类		
	大豆	5.2
	绿豆	5.0
	芸豆	4.7

食物种类	食物名称	碘含量
	赤小豆	4.0
	蚕豆	1.3
蔬菜类及制品		
	茴香	12.4
	苋菜（绿）	7.0
	辣椒（干、红）	6.0
	小白菜	5.0
	油菜	4.7
	菠菜（赤根菜）	4.6
	香菜	4.6
	空心菜	4.5
	生姜	4.3
	茼蒿	3.8
	山药	3.6
	青葱	3.5

续表

食物种类	食物名称	碘含量
	生菜	3.4
	莜麦菜	3.1
	韭菜	3.0
	大白菜	2.4
	红萝卜	2.2
	毛豆（去皮）	1.8
	冬瓜	1.7
	苦瓜	1.7
	白萝卜（莱菔）	1.4
	丝瓜	1.4
	大葱	1.3
	芥蓝（甘蓝菜，盖蓝菜）	1.3
	芹菜	1.3
	胡萝卜	1.2
	豆角	1.2

续表

食物种类	食物名称	碘含量
	洋葱	1.2
	柿子椒（青椒）	1.1
	黄瓜	1.0
	茄子	0.8
	尖椒	0.8
	西葫芦	0.8
	番茄	0.7
	南瓜	0.7
	蒜薹	0.6
	甘蓝（绿）（圆白菜）	0.4
	葫芦	Tr
	菜花（花椰菜）	Tr
	莴笋	Tr
坚果		
	核桃	10.4

续表

食物种类	食物名称	碘含量
	杏仁	8.4
	花生	2.7
	黑芝麻	1.2
菌类		
	木耳（黑木耳、云耳）	10.1
	银耳	3.0
	香菇	2.1
	姬菇	2.0
	平菇	1.9
	口蘑	1.6
	蘑菇	1.3
	杏鲍菇	1.2
	蟹味菇（蛋白菇）	0.6
	金针菇	0.4

续表

食物种类	食物名称	碘含量
畜肉类及制品		
	牛肉（瘦）	4.1
	羊肉（瘦）	2.9
	猪肉（瘦）	1.9
禽肉类及制品		
	鸡腿肉	4.5
	鸡胸脯肉	3.2
	鸭肉（绿头鸭腿肉）	3.0
奶及奶制品		
	牛奶（消毒）	1.9
	酸奶	0.9

Tr：低于目前应用的检测方法的检出限或未检出。

以上数据来自中国疾病预防控制中心营养与健康所。

英文缩略词表

缩略词	全称	中文名称
USI	universal salt iodization	全民食盐加碘
T3	triiodothyronine	三碘甲腺原氨酸
T4	tetraiodothyronine	四碘甲腺原氨酸，甲状腺素
Tg	thyroglobulin	甲状腺球蛋白
	Wolff-Chaikoff	碘阻滞效应
TSH	thyroid stimulating hormone	促甲状腺激素
DRIs	dietary reference intakes	膳食营养素参考摄入量
RDA	recommended dietary allowance	推荐膳食营养素供给量
EAR	estimated average requirement	平均需要量

续表

缩略词	全称	中文名称
RNI	recommended nutrient intake	推荐摄入量
AI	adequate intake	适宜摄入量
UL	tolerable upper intake level	可耐受最高摄入量
WHO	World Health Organization	世界卫生组织
UNICEF	United Nations International Children's Emergency Fund	联合国儿童基金会
ICCIDD	International Council for the Control of Iodine Deficiency Disorders	国际控制碘缺乏病理事会
IGN	Iodine Global Network	全球碘营养联盟